La Prostate
sur le bout des doigts

en 10 points

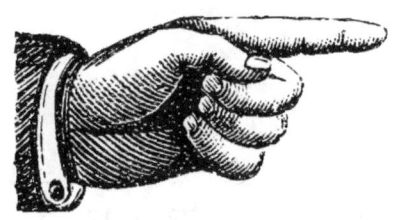

Guide illustré à l'usage des Patients

Texte et illustrations : Dr Bertrand Vayleux

ISBN:1523675020
ISBN-13:9781523675029

La prostate sur le bout des doigts

TABLE DES MATIÈRES

La prostate sur le bout des doigts

AVERTISSEMENT

Ce document s'adresse aux patients et à leurs familles.

Les informations citées dans ces chapitres sont susceptibles d'être dépassées dans les années à venir.

Ce document ne se substitue pas à une consultation avec un Urologue mais bien au contraire vous en ouvre la voie.

La prostate sur le bout des doigts

1 - LA PROSTATE

Qu'est-ce que la prostate ?

Il s'agit d'une petite glande habituellement ressemblant à une châtaigne, composée de glandes et de cellules musculaires

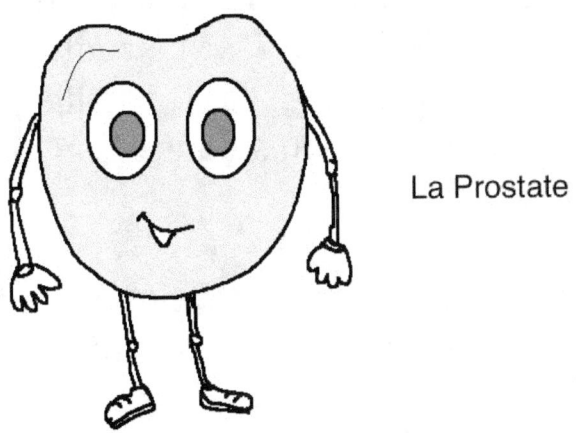

La Prostate

Elle est composée de deux parties, une centrale qui grossit surtout à partir de la cinquantaine et peut être responsable de troubles urinaires. C'est ce que l'on appelle **l'adénome prostatique** (ou hypertrophie bénigne de prostate).

La deuxième partie, périphérique, est celle où le plus souvent le cancer de prostate se développe, aussi appelée **adénocarcinome prostatique.**

L'ensemble de la glande étant recouvert d'une fine enveloppe, la capsule prostatique.

A quoi sert la prostate ?

Elle ne participe qu'à la fonction de reproduction. Elle produit des substances qui entrent dans la composition du **liquide spermatique** afin d'aider les spermatozoïdes (eux même fabriqués dans les testicules) à garder leur vitalité une fois dans le vagin, puis l'utérus.

Elle n'a aucun rôle dans la fonction urinaire, au contraire, elle vient jouer les trublions.

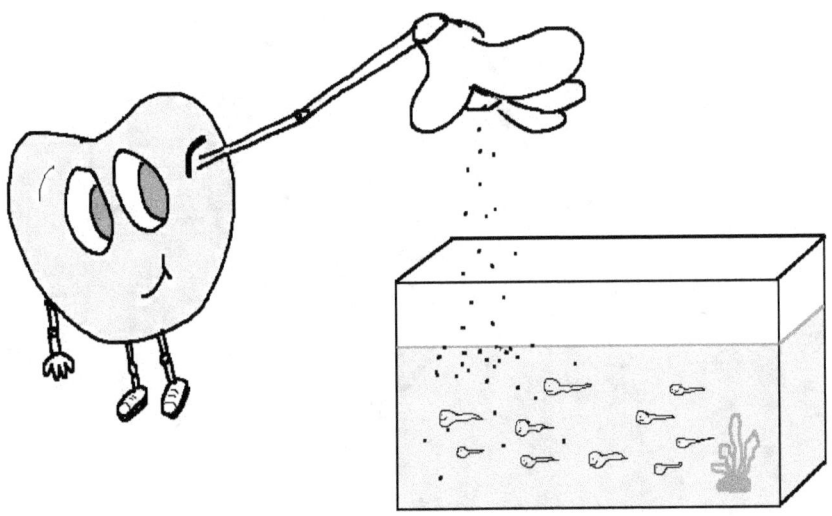

la prostate assure la viabilité des spermatozoïdes

Où est la prostate ?

Elle est située dans le petit bassin, sous la vessie, et devant le rectum. Le canal urinaire de l'urètre la traverse comme un trognon de pomme.
Deux petits réservoirs, les vésicules séminales, y sont connectées en arrière.
Elles contiennent le liquide séminal.

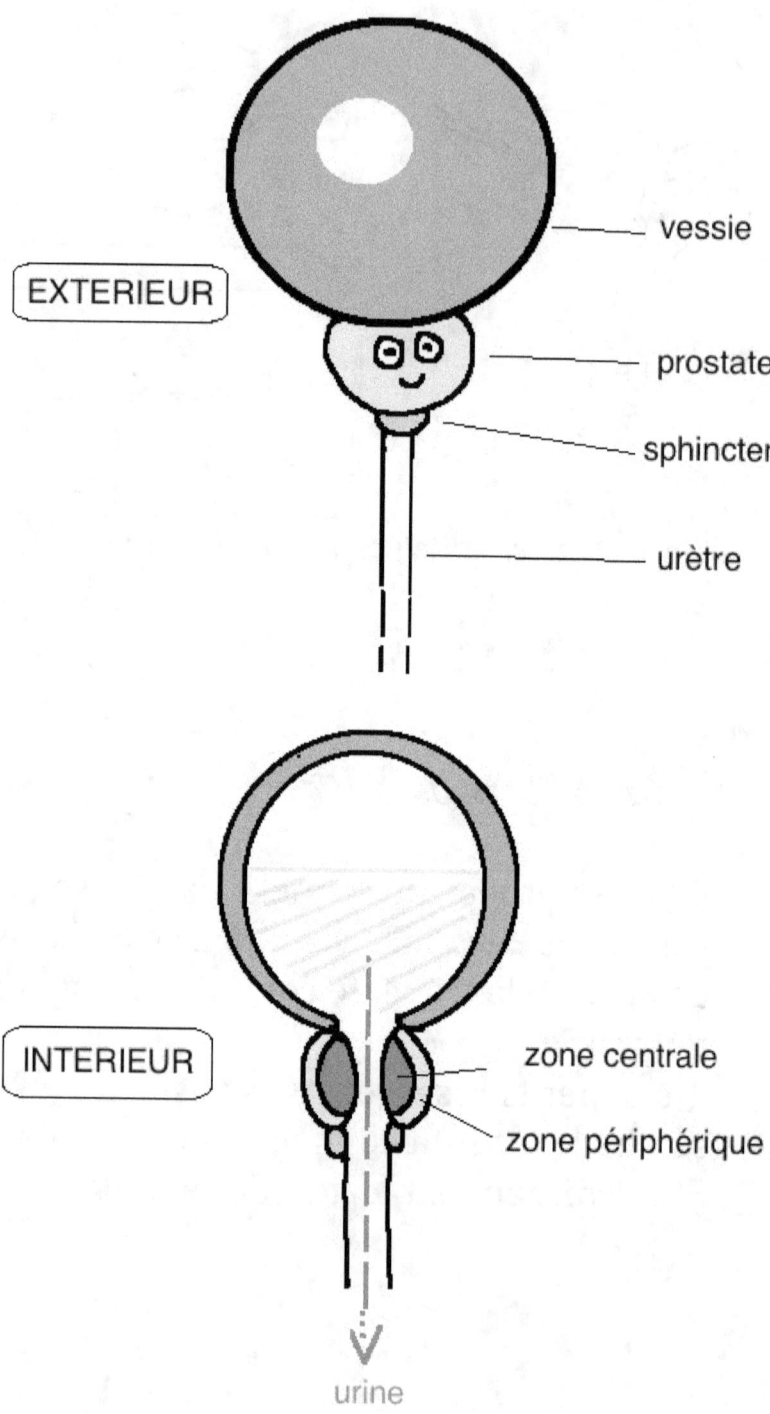

EXTERIEUR

vessie

prostate

sphincter

urètre

INTERIEUR

zone centrale

zone périphérique

urine

2 - LE PSA

Le marqueur de la prostate

Le PSA (de l'anglais : Prostate Specific Antigen) est fabriqué par la prostate, et elle seule. Il est produit par les cellules prostatiques normales, et plus encore (10 fois plus) par les cellules cancéreuses de prostate. Le PSA se mesure sur une analyse de sang.

Cette analyse a pour seul but le diagnostic précoce du **cancer de prostate**. Il est prescrit dès la cinquantaine et jusqu'à 75 ans, ou dès 45 ans en cas de facteurs de risque (cf. chapitre sur le cancer de prostate) selon les recommandations européennes.

Ce PSA n'est donc pas spécifique du cancer de prostate et peut être augmenté pour différentes raisons, comme dans les infections urinaires, plus généralement l'inflammation prostatique, les pressions sur la prostate, etc ...

Le volume de la prostate, ainsi que l'âge peuvent être responsable d'une augmentation progressive du PSA.

Il est donc bien difficile de tirer des conclusions sur la santé de la prostate avec un seul dosage de PSA. De même, il est nécessaire de prendre en considération le contexte global, c'est à dire l'âge, le volume de la prostate, la présence d'autres maladies, etc...

Deux formes de PSA peuvent être mesurées, le PSA total et le PSA libre. Ce dosage particulier est intéressant lorsque le taux est entre 4 et 10, zone de flou où le risque de cancer de prostate est proche de 30% (1). Le rapport du PSA libre sur total est plus rassurant au dessus de 0.25 (25%), ou plus inquiétant en dessous de 0.15 (15%).

Un PSA supérieur à 1.5 à 50 ans ou supérieur à 2 à 60 ans s'accompagnerait d'un risque plus important de développer un cancer de prostate. Une surveillance annuelle du PSA semblerait alors intéressante dans ces cas.

A l'opposé, avec un taux inférieur à 1 à 60 ans, le risque de mourir d'un cancer de prostate chuterait à moins de 2%.

AGE	PSA	
40-49	0 à 2.5	
50-59	0 à 3.5	*Valeurs seuil*
60-69	0 à 4.5	*de PSA (2)*
70-79	0 à 6.5	

Certains calculs sont possibles avec le PSA comme le temps de doublement du PSA, qui peut avoir un intérêt dans la surveillance après traitement.

D'autres marqueurs sont à l'étude mais non d'usage courant. Le marqueur **PCA3** est recueilli dans les urines après massage prostatique. Il serait utile en particulier après une première série de biopsies de prostate négatives en cas de PSA élevé. Un score à plus de 35 serait en faveur d'un cancer. Non remboursé en France, il en coûte autour de 300 euros.

Et après 75 ans …

Passé cet âge, il n'est pas recommandé de surveiller le PSA en l'absence de symptômes évoquant un cancer de prostate (douleurs osseuses nouvelles, grande fatigue, etc..).

Les cancers de prostate évoluent le plus souvent lentement, sur des années, dans cette tranche d'âge où le risque d'avoir un tout autre problème de santé augmente avec le temps.

A supposer qu'un homme, bien suivi médicalement jusque là, débutait après ses 75 ans un cancer de prostate, l'apparition de symptômes demanderait des années et dans ce cas conduirait à un traitement qui permettrait le plus souvent d'atteindre, voire de dépasser l'âge de 78 ans qui est actuellement l'espérance de vie moyenne des hommes en France.

Médicaments et PSA

À la question souvent posée : existe-t-il des médicaments faisant baisser le PSA? La réponse est oui, mais cela est-il souhaitable?

Cela n'aurait d'intérêt que si le risque de cancer de prostate diminue lui aussi. A ce jour, il n'existe pas de traitement préventif pour cette maladie.

Le *Finastéride* et le *Dutastéride* sont deux médicaments prescrits dans les troubles urinaires d'origine prostatique en rapport avec de grosses prostates. Ces deux médicaments font baisser le PSA de l'ordre de 30 à 50 % au bout de quelques mois. Le Dutastéride semblerait diminuer le risque de cancer de prostate mais en même temps pourrait être associé à des formes de cancer plus agressives (3). En attendant, ce médicament ne fait pas l'objet de recommandation dans la prévention de cette maladie.

D'autres médicaments seraient associés à

des taux plus faibles de PSA comme l'aspirine, les statines (contre le cholestérol), certains diurétiques, etc... sans qu'un effet protecteur sur le cancer de prostate soit clairement mis en évidence.

Certains compléments alimentaires à base de plantes se proposent de faire baisser le taux de PSA. Prenez garde, ces produits n'ont souvent fait l'objet d'aucune étude ou analyse et peuvent même être dangereux en fonction des doses employées.

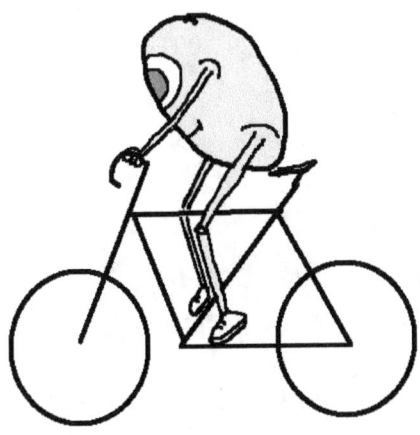

Vélo et PSA

L'influence de la pratique du vélo sur le PSA est discutée. Bien que sur un plan purement théorique une élévation du PSA s'expliquerait, sur un plan pratique plusieurs études ont démontré l'absence de variation du PSA avant et après une course à vélo (4). Je conseille toutefois, d'éviter la pratique du vélo la veille d'un dosage de PSA.

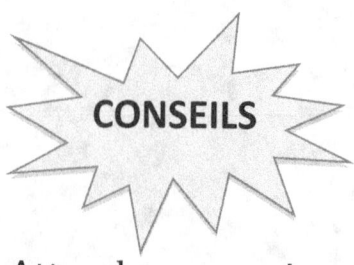

CONSEILS

Attendez au moins 6 à 8 semaines avant de doser le PSA après une infection de la prostate, une rétention d'urine ou après des biopsies de prostate.

La veille d'un dosage, évitez le vélo ou les rapports sexuels (éjaculation).

Enfin, il est conseillé de faire les dosages dans le même laboratoire en raison de la variabilité du dosage entre machines.

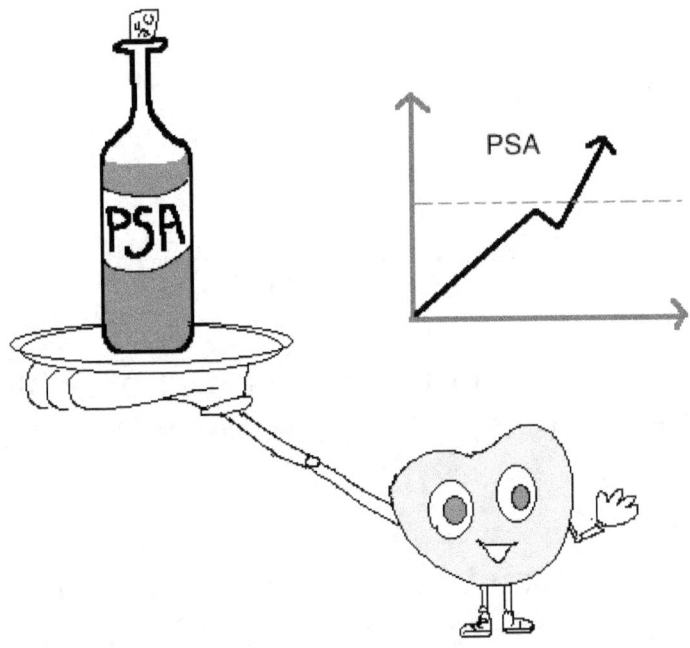

la prostate produit le PSA,
celui ci augmente dans différentes circonstances

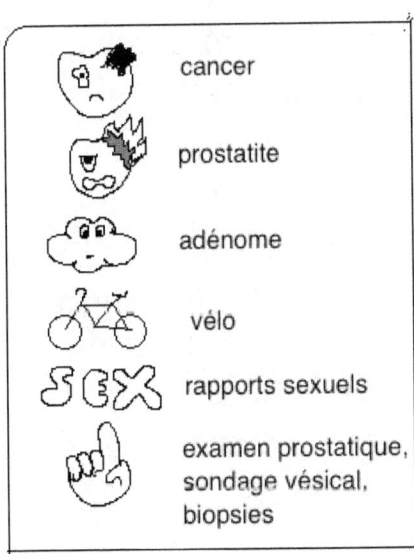

3 - LE TOUCHER RECTAL

C'est le moment tant redouté. Impossible d'y échapper au cours de votre consultation avec un Urologue.

C'est pourtant un examen essentiel qui permet de détecter dans 15 à 18% des cancers de prostate avec un PSA normal (5).

L'examinateur en attend des informations sur la taille de la glande, sa consistance, sa régularité, sa sensibilité.

Un toucher rectal sans anomalie ne signifie pas qu'il n'y a pas de cancer, seul une face de la prostate est accessible au doigt, par contre un toucher suspect s'accompagne souvent d'une mauvaise nouvelle. Donc un toucher suspect signifie biopsies de prostate à réaliser.

Cet examen est aussi utile dans les infections urinaires de l'homme pour confirmer que la prostate est bien enflammée. La prostate est alors anormalement douloureuse.

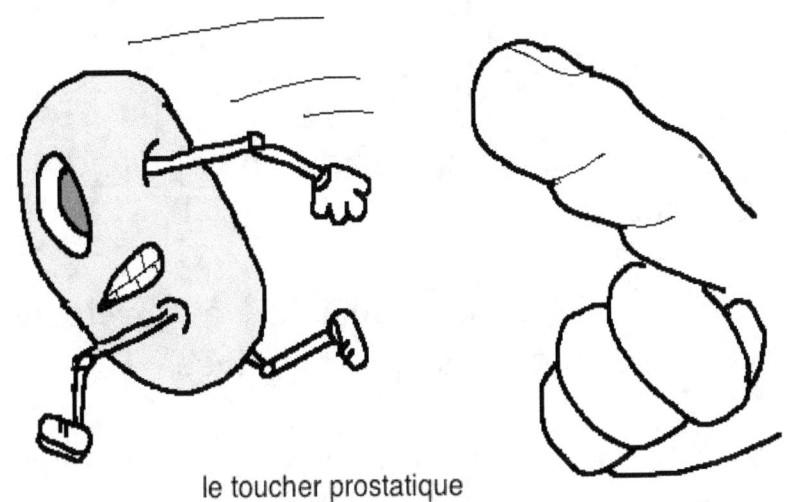

le toucher prostatique

4 - LES BIOPSIES DE PROSTATE

Le principe

C'est l'examen clef du diagnostic de cancer de prostate.

Une biopsie consiste à prélever un échantillon de tissu pour analyse.

Cet examen est proposé devant une anomalie répétée du PSA ou devant un toucher prostatique suspect.

L'analyse au microscope recherchera la présence de **cellules cancéreuses**, et leurs caractéristiques.

Cet examen peut être réalisé sous une anesthésie locale avec infiltration d'un produit aux abords de la prostate, ou bien le patient peut être complètement endormi par anesthésie générale.

Un repérage a lieu à l'aide d'une **sonde d'échographie** spéciale, à peine plus grosse que l'index, introduite par l'anus.

Il conviendra le plus souvent de réaliser une analyse d'urines quelques jours avant.

Une douzaine de prélèvements sont effectués, pour une durée d'à peine 5 minutes.

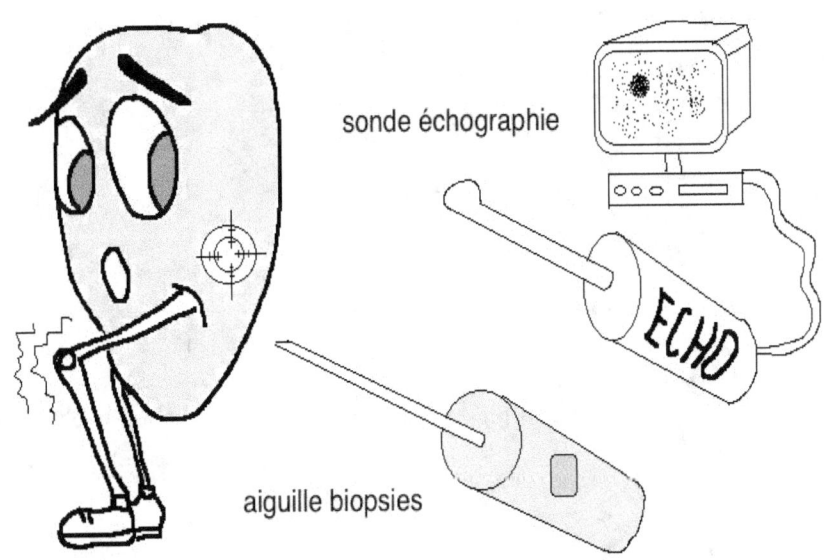

sonde échographie

aiguille biopsies

ECHO

Les complications

L'apparition d'un peu de **sang dans les urines**, le sperme ou les selles est fréquente les premières heures. Des consignes particulières sont données pour les personnes sous traitements favorisant les saignements.

Une **rétention d'urine** (le blocage) peut survenir, plutôt chez des hommes au préalable gênés sur le plan urinaire.

Enfin, une **infection de la prostate** appelée prostatite peut se produire, dans moins de 5% des cas.

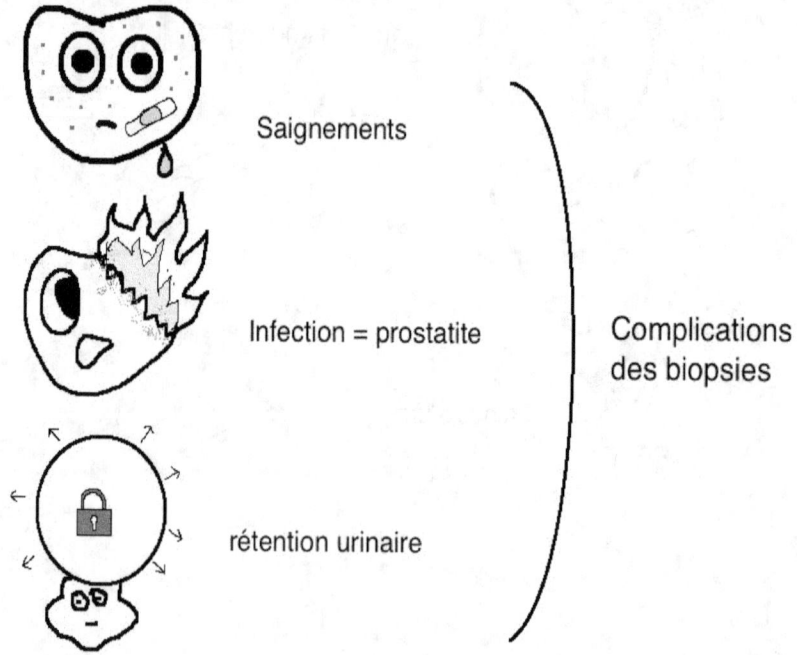

Saignements

Infection = prostatite

rétention urinaire

Complications
des biopsies

Le compte rendu

La présence de cellules cancéreuses est spécifiée, leur étendue, ainsi que certaines caractéristiques relatives à l'agressivité que l'on appelle le **score de Gleason.** Ce score a une valeur **pronostique**, c'est à dire qu'il aide à prévoir l'évolution de la maladie.

Les formes « standard » de cancer de prostate sont de Gleason 6. Les formes les plus sévères peuvent aller jusqu'à 10.

Ce score ne tient pas compte de l'étendu de la maladie, ça c'est le TNM, on le verra plus tard.

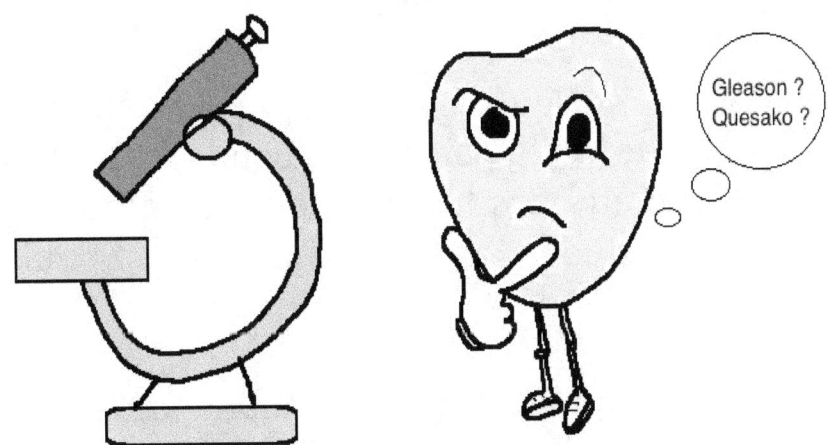

Analyse au microscope, par un médecin (Anatomopathologiste)

5 - LA GROSSE PROSTATE :
troubles urinaires et traitements

En général, la prostate grossit passée la cinquantaine. De 20 gr à 20 ans, elle peut atteindre plus de 200 gr.

Cependant, il n'y a pas de rapport direct entre la taille et les troubles urinaires. On trouve de grosses prostates sans problèmes et de petites diaboliques.

C'est ce que l'on appelle **l'adénome de prostate**, ou hypertrophie bénigne de prostate.
La moitié des hommes de plus de 60 ans et 80 % de ceux de plus de 80 ans en souffrent (6).

Les hommes avec de l'embonpoint (dont le tour de taille dépasse 109 cm), sont plus à risque de voir leur prostate grossir. La perte de poids permettrait une amélioration (7).

La partie centrale de la prostate, celle qui est au contact des voies urinaires, augmente de volume et vient réduire le calibre du canal qui la traverse, l'urètre.

La prostate devient alors un obstacle au bon écoulement des urines et la vessie en amont peut s'user rapidement.

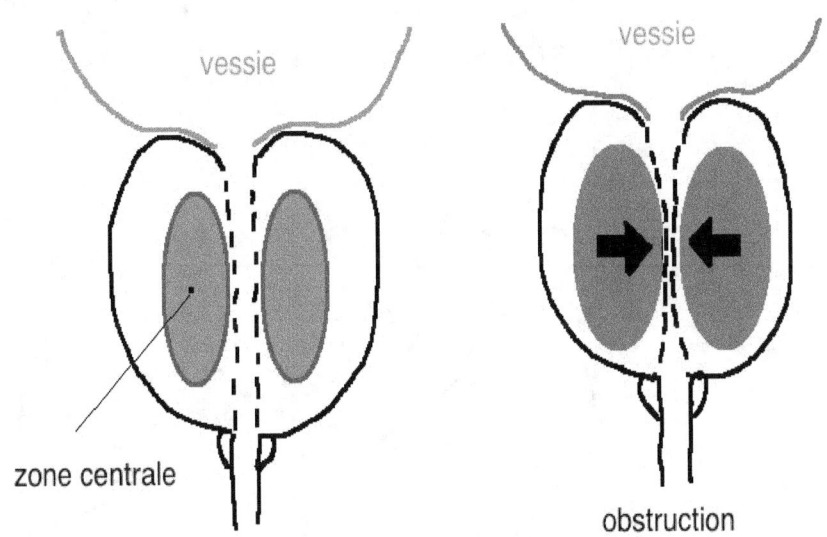

Les troubles urinaires

On distingue deux catégories de symptômes. Les premiers sont qualifiés d'**obstructifs**. Par exemple, en gênant l'écoulement des urines comme un bouchon, un retard au démarrage du jet peut se voir, avec un jet d'urines plus faible qui se rapproche dangereusement des chaussures, l'impression que la vessie ne se vide pas correctement, ou encore quelques gouttes retardataires qui viendront décorer les sous vêtements.

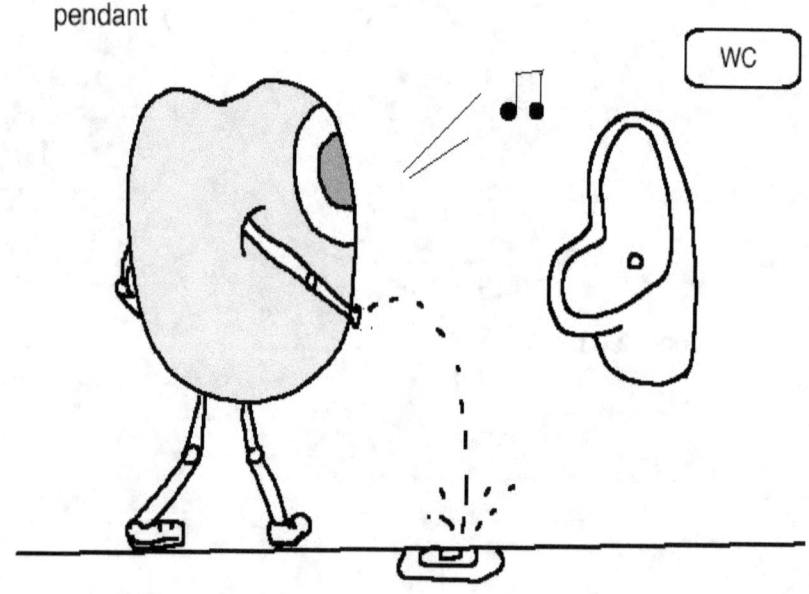

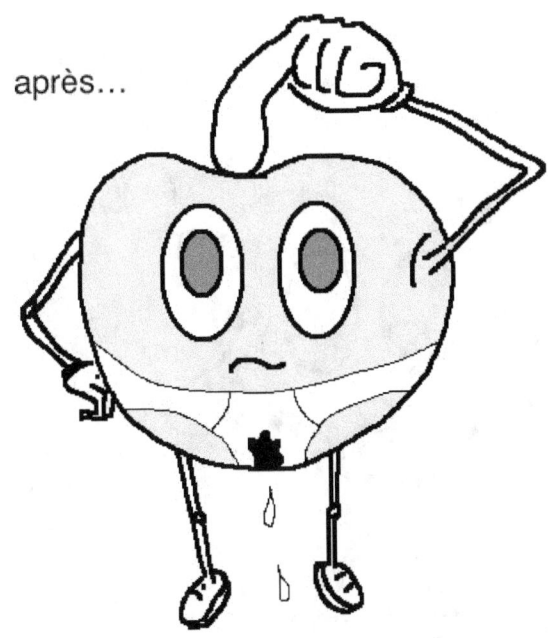

après…

Les autres symptômes sont dits **irritatifs**. Ce sont les envies urgentes ou fréquentes d'aller uriner, ou la nécessité de se lever plus fréquemment la nuit pour uriner de petites quantités.

mictions nocturnes

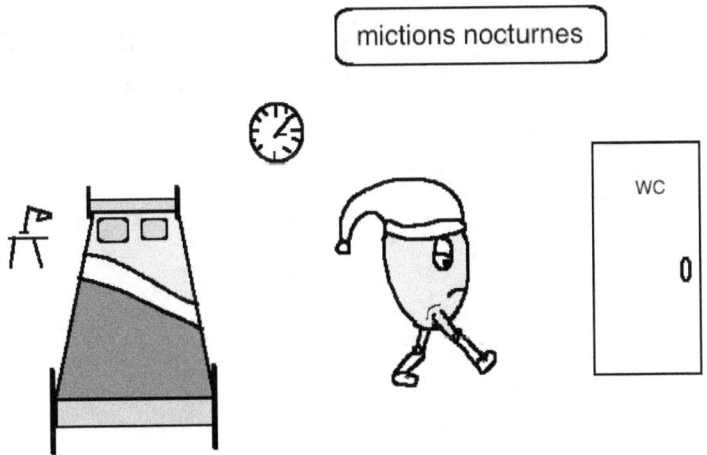

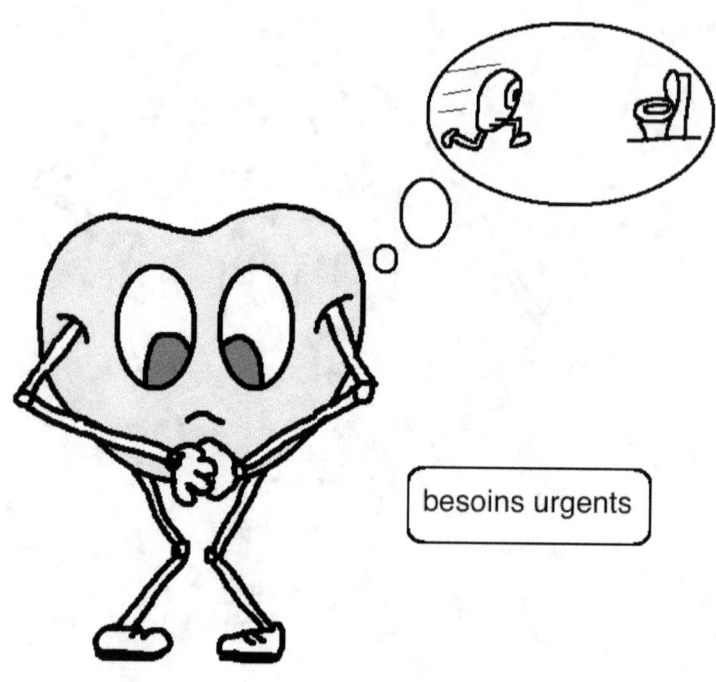

besoins urgents

L'adénome de prostate peut donner un mélange de tous ces troubles urinaires.

Dans ces situations, la vessie progressivement s'épaissit, puis fini par s'épuiser avec des zones de faiblesses appelées diverticules.

Les examens

- Le PSA et le toucher rectal

- La débimétrie : évaluation de l'importance du débit urinaire

- L'échographie vésicale et prostatique

- Le questionnaire de symptômes

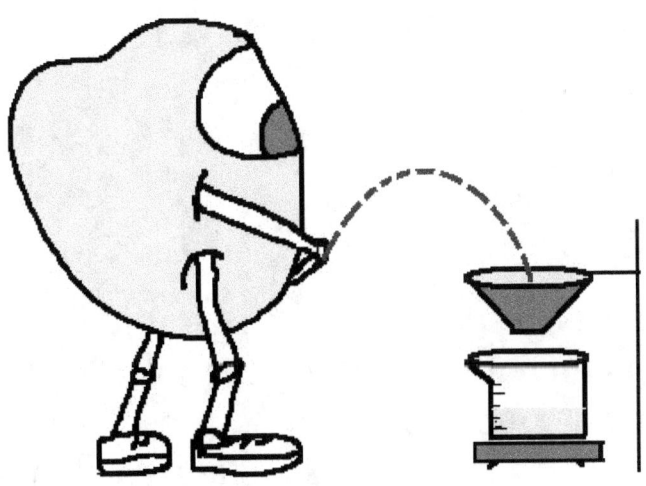

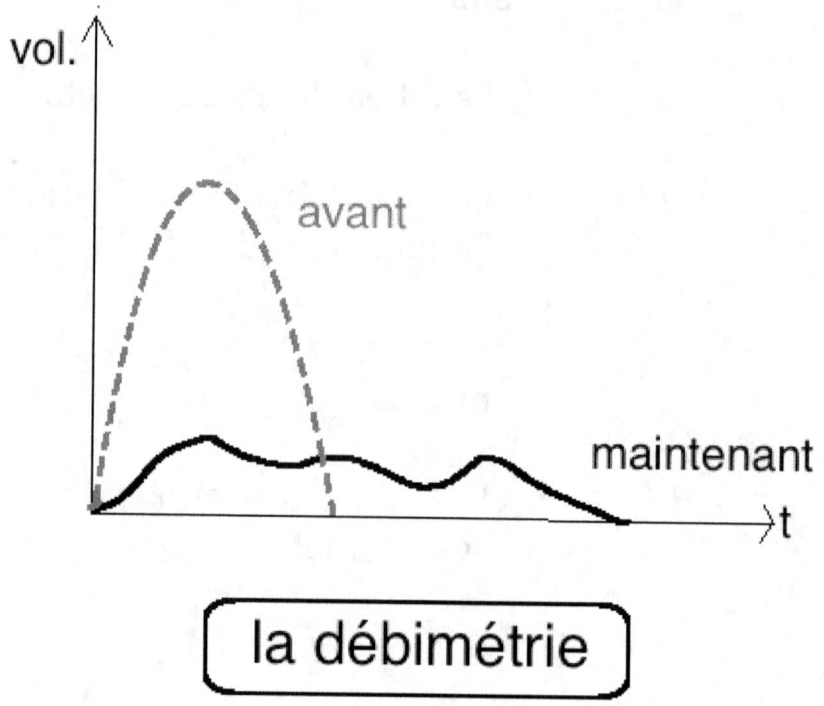

la débimétrie

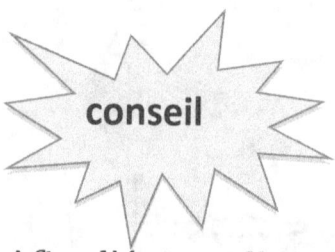

conseil

Afin d'éviter d'avoir à se lever la nuit, quelques conseils peuvent être utiles comme d'éviter de boire beaucoup le soir (de l'alcool en particulier), mais aussi d'autres boissons comme le thé, le café, le vin blanc, la bière qui sont des « excitants » de vessie. Evitez les boissons trop sucrées et réduisez sel.

Les traitements

o <u>Troubles urinaires légers :</u>

La **phytothérapie**, ou traitement par les plantes, peut être intéressante grâce à une bonne tolérance.

Quant aux effets, ils sont modestes, ils reposent sur des études à plus faibles niveaux de preuves , leurs effets diffèrent d'un laboratoire à l'autre, ainsi que la quantité de produit actif au sein d'une même marque (8).

Le **palmier de Floride** (Serenoa Repens) et le **prunier d'Afrique** (Pygeum Africanum) sont les plus connus et apporteraient une amélioration sur les troubles urinaires d'origine prostatique supérieure aux placebos.

Les **graines de courges** (Cucurbita pepo) contiennent de l'acide linoléique. C'est un anti oxydant qui diminuerait l'adénome. Il est souvent prescrit en association avec le palmier de Floride. Une étude a mis en évidence qu'une consommation importante pourrait être toxique pour la prostate (9).

Hypoxis Rooperi (pomme de terre sauvage d'Afrique) est un anti oxydant, elle améliorerait le débit urinaire.

Secale Cereale (pollen) diminuerait les mictions nocturnes en particulier.

Urtica Dioica (Ortie), son extrait donnerait un meilleur débit urinaire ainsi qu'une meilleure vidange de la vessie.

Roystonea Regia (palmier royal), étudié chez le rat, son extrait réduirait la taille de la prostate.

○ Troubles urinaires modérés à sévères :

Un **traitement médicamenteux** devient alors nécessaire. La grande famille des « **alpha bloquants** » va entrainer un relâchement au niveau prostatique et du col vésical permettant un meilleur débit et une meilleure vidange de la vessie.

Les effets indésirables classiques sont les sensations de malaise ou de vertige liés à la baisse de tension artérielle et **l'éjaculation rétrograde**. Au moment de l'éjaculation, rien ne sort à l'extérieur mais le sperme part dans la vessie. Ce point est souvent source d'inquiétude pour le patient. Après quelques explications, il accepte plus facilement ce type d'effet collatéral.

Pour les prostates volumineuses, un second traitement peut être associé aux alpha bloquants, soit le **Dutastéride**, soit le **Finastéride**. Leur but est de diminuer le volume prostatique. Moins rapide que le premier médicament, il a pour effet secondaire de faire baisser le taux de PSA de façon artificielle. Il n'a pas été conclu à ce jour d'effet préventif sur le cancer de prostate.

Les effets indésirables concernent surtout la sexualité avec baisse de libido, éjaculation rétrograde et impuissance.

O Les interventions :

Quand les médicaments ne suffisent plus, un traitement plus radical s'impose.

La résection endoscopique de prostate est une intervention passant par les voies urinaires, sous anesthésie, qui permet de remonter au niveau de la prostate, là où le canal est réduit de calibre, pour creuser morceaux après morceaux jusqu'à en faire une cavité dite   loge de résection.

Les copeaux de prostate retirés sont ensuite envoyés en analyse. Durée : moins d'une heure d'intervention, pour une hospitalisation d'environ 3-4 jours.

Le risque d'incontinence urinaire est rare (1%), il n' y pas de troubles de l'érection mais une éjaculation rétrograde définitive.

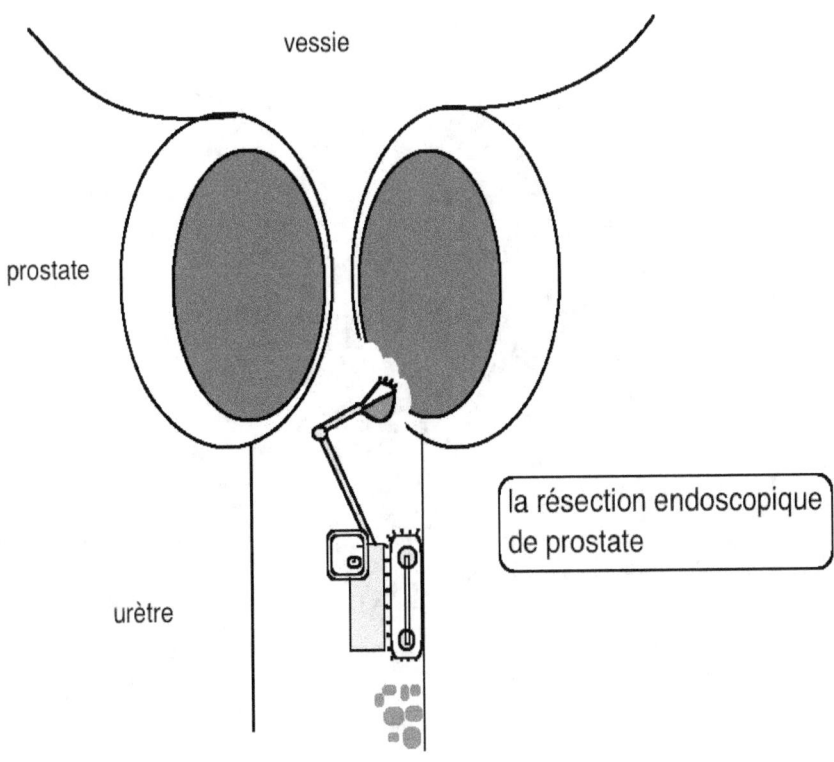

vessie

prostate

la résection endoscopique
de prostate

urètre

Une alternative à la résection dite classique est la **vaporisation prostatique au laser**.

Son principal avantage est de diminuer l'importance des saignements. Cette technique conviendra donc en particulier aux personnes avec des troubles de la coagulation, qu'ils soient liés à des médicaments (anti agregants, anticoagulants), ou à des maladies (ex : hémophilie).

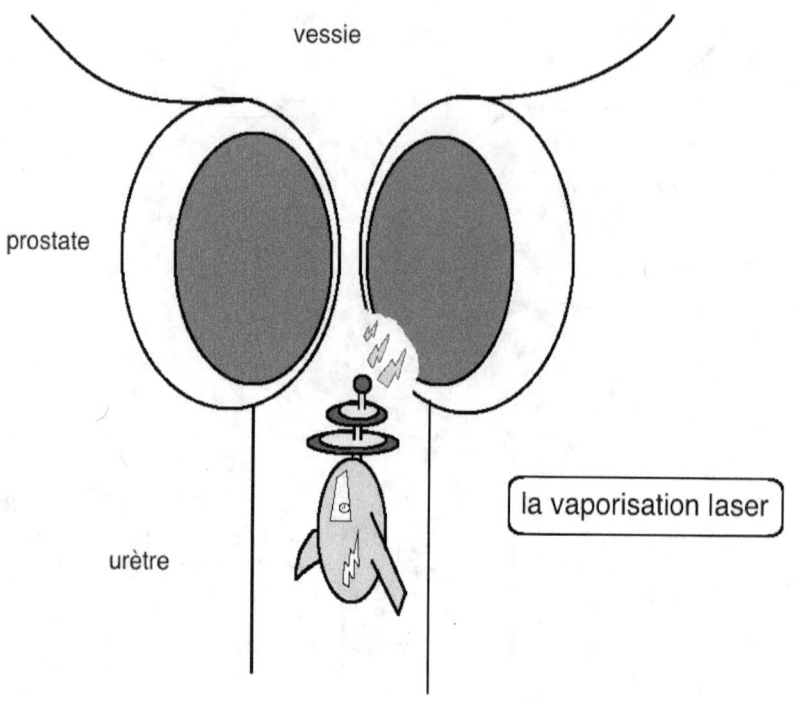

vessie

prostate

urètre

la vaporisation laser

La **thermo ablation**, bien que moins efficace dans le temps et sur le débit urinaire, présente l'avantage de donner moins de complications que la résection.

Pour les très grosses prostates (plus de 90 gr), une intervention chirurgicale par incision (bas de l'abdomen) peut être préférée. Il s'agit de **l'adénomectomie par voie haute**.

Enfin, pour les petites prostates (moins de 30 gr), une **incision cervico prostatique** sera la technique de choix. Le tissu prostatique n'est pas retiré, seul le col vésical est ouvert par deux entailles.

6 - LA RETENTION AIGUE D'URINE

Ou impossibilité d'uriner avec une vessie pleine et **douloureuse**.

Ce blocage est souvent précédé de difficultés à uriner les jours précédents.

Les causes de rétention sont nombreuses mais l'adénome de prostate en est le plus souvent à l'origine chez l'homme de plus de 50 ans. C'est une des **complications de l'adénome**.

Le risque de rétention est d'autant plus important que la vessie se vide mal.

Un examen échographique après miction permet d'apprécier ce risque en mesurant le volume d'urines restant dans la vessie après une miction (résidu post mictionnel).

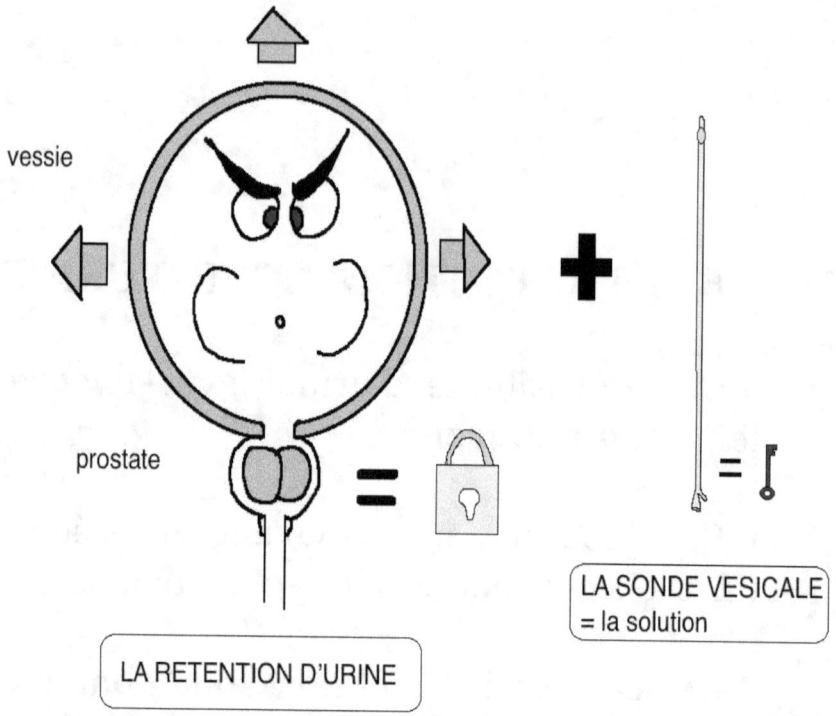

vessie

prostate

LA RETENTION D'URINE

LA SONDE VESICALE = la solution

Le traitement

La vessie, très douloureuse, doit être évacuée. Une **sonde vésicale** peut alors être mise en place en urgence, par un médecin ou une infirmière.

En cas d'impossibilité ou de contre indication, un drainage à travers la paroi abdominale, sous anesthésie locale, peut être réalisé, c'est le **cathéter sus pubien**.

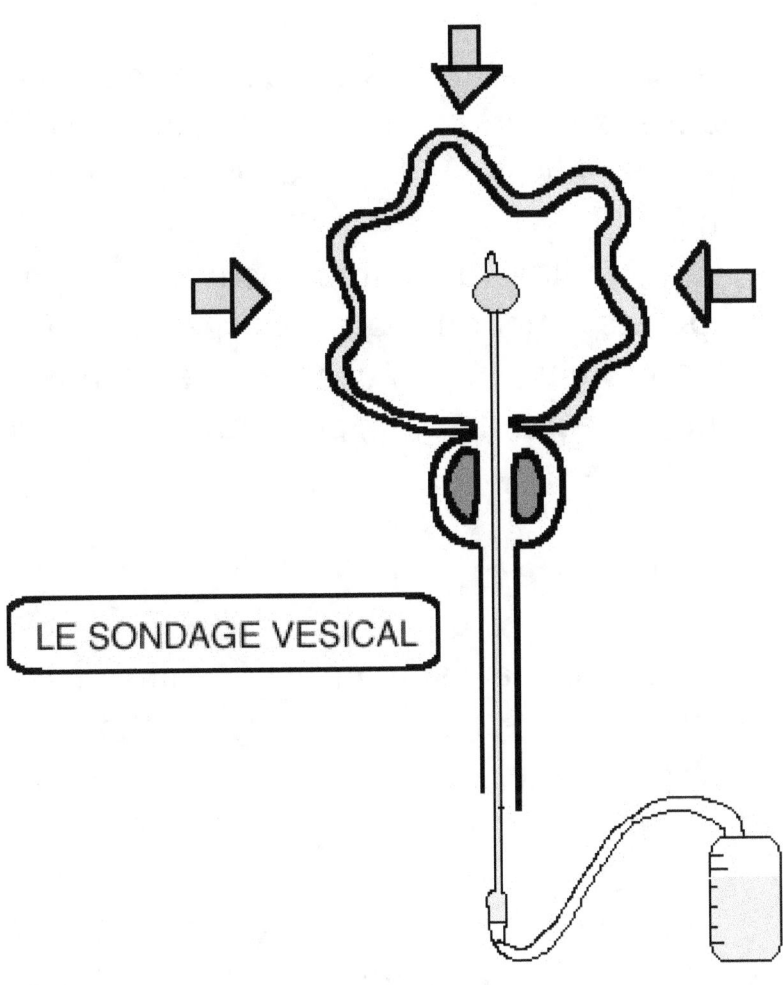

LE SONDAGE VESICAL

La rétention chronique d'urine

Cette situation est plus **dangereuse** car insidieuse. En effet, la douleur n'est pas présente alors que la vessie ne se vide presque plus.

Des fuites urinaires peuvent apparaître, appelées miction par regorgement. C'est le « trop plein » qui échappe. Le risque est à **l'insuffisance rénale**, pouvant conduire jusqu' à la dialyse.

La suite

La sonde est conservée plusieurs jours afin de mettre au repos la vessie. Son ablation s'accompagnera d'une surveillance de reprise de bonnes mictions.

Cet épisode est bien souvent l'occasion de débuter un traitement médicamenteux pour l'adénome de prostate, ou si ce traitement était déjà suivi de proposer une intervention chirurgicale.

7 - LA PROSTATITE

Les infections urinaires de l'homme se manifestent le plus souvent par des prostatites.

Une bactérie présente dans les urines vient enflammer la prostate. La glande alors « gonfle » et s'accompagne de troubles urinaires qui vont d'un jet plus faible à des mictions très fréquentes et douloureuses. Fièvre et courbatures sont habituelles.

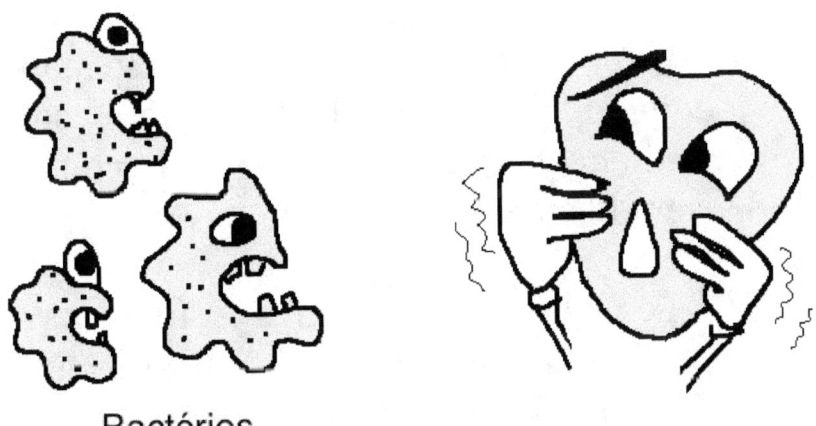

Bactéries

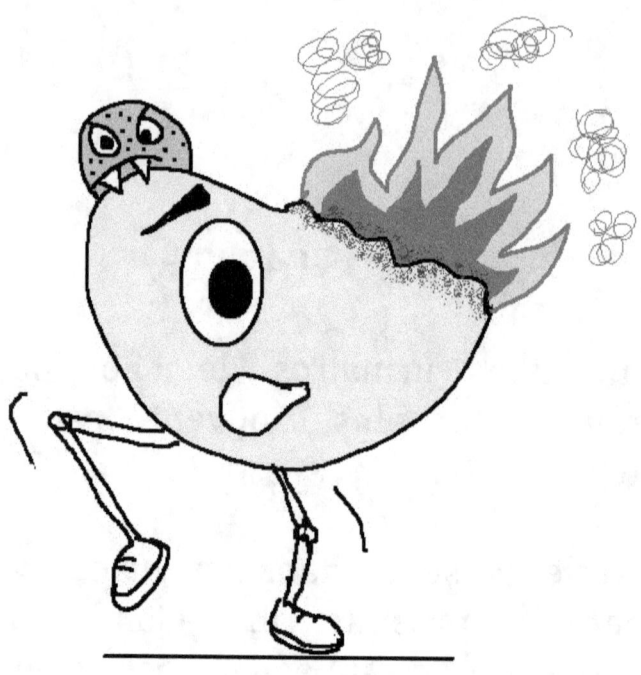

Comme la rétention d'urine après 50 ans, il s'agit le plus souvent d'une complication de l'adénome de prostate.

Le point de départ est alors une mauvaise vidange de la vessie. Des urines y sont en permanence présentes, et les bactéries s'y plaisent beaucoup.

Les germes concernés sont dans cette tranche d'âge des germes d'origine digestive (flore digestive) comme E.Coli.

Du sang dans les urines, ou dans le sperme, peut apparaître.

Les testicules, ou les épididymes qui les coiffent sont parfois aussi infectés par un germe issu des urines.

Le traitement

Un traitement antibiotique de longue durée, de 3 à 6 semaines, est prescrit, après réalisation d'une analyse d'urine.

Sur le même principe, un traitement médicamenteux ou une intervention sur l'adénome peuvent être proposés en raison du risque de récidive.

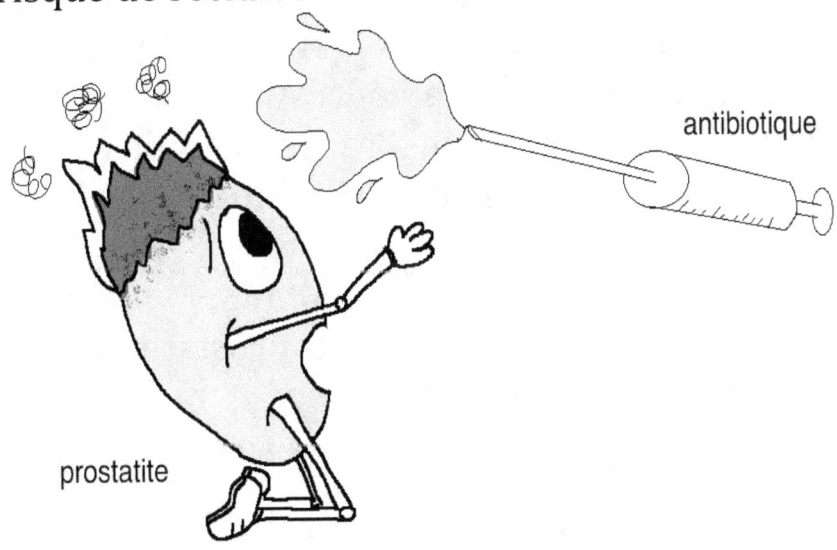

antibiotique

prostatite

8 - LE CANCER DE LA PROSTATE

Le cancer de la prostate est le cancer le plus fréquent de l'homme (10).

En France près de 53500 nouveaux cas ont été diagnostiqué en 2012 pour 8500 décès. Aux Etats–Unis, ce sont 220 800 nouveaux cas pour 2015.

Comme la plupart des cancers, cette maladie est d'autant mieux traitée qu'elle est découverte précocement. Ainsi, la survie à 5 ans est de 94% en France pour les patients diagnostiqués entre 2005 et 2010 (11).

Environ 14% des hommes se verront découvrir un cancer de la prostate aux Etats-Unis, soit un homme sur sept.

Les facteurs de risque

Certains sont connus comme l'**âge**, l'**hérédité**, c'est à dire d'avoir un père ou un frère atteint d'un cancer de prostate (risque x2) ou encore l'**origine ethnique**, les Afro américains et Antillais étant les plus à risque au contraire des Asiatiques.

De même, l'incidence du cancer de prostate est plus forte en Europe du Nord qu'en Europe du Sud.

Concernant l'environnement, il reste encore des doutes. S'il est vraisemblable que l'alimentation joue un rôle, il n'y a à ce jour pas de certitude. Des études sont en cours.

L'exposition à la chlordécone, pesticide utilisé dans la culture des bananes aux Antilles, augmenterait le risque de cancer de prostate.

En cas de facteur de risque, le dosage du PSA est recommandé **dès 45 ans** en Europe.

Les symptômes

Tout le problème est là. Le cancer de prostate ne donne **aucun symptôme** jusqu'à un stade avancé. Contrairement à ce que l'on pourrait imaginer, les troubles urinaires sont rarement le mode de découverte d'un cancer de prostate.

La raison est évoquée dans le premier chapitre, les troubles urinaires concernent plutôt la partie centrale de la prostate tandis que le cancer se situe le plus souvent à la périphérie.

Enfin, des **douleurs osseuses** (colonne vertébrale, bassin) récentes, dans un contexte de grande fatigue doivent faire rechercher un cancer de prostate avec métastases. Lorsque la maladie sort de la prostate, elle atteint alors préférentiellement les os et les ganglions.

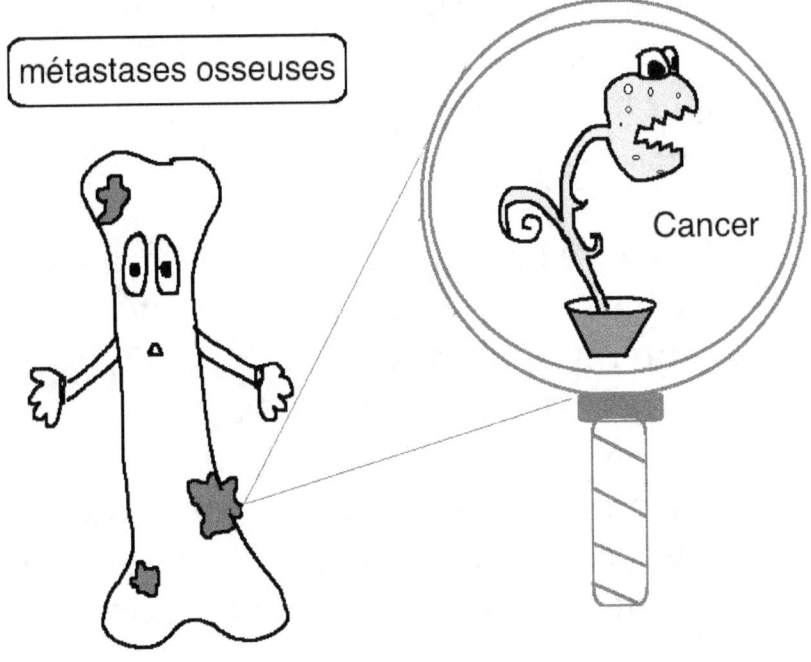

métastases osseuses

Cancer

Le dépistage

La difficulté réside d'une part dans la volonté de ne pas ignorer une maladie prostatique sévère pour laquelle un traitement efficace pourrait être proposé, et d'autre part de ne pas chercher et traiter systématiquement tout cancer de prostate y compris indolent, et à n'importe quel prix.

Il existe des situations où le traitement et ses conséquences potentielles peuvent être plus néfastes que la maladie elle même. C'est le cas en particulier des personnes âgées ou celles atteintes d'autres maladies sévères chez qui l'espérance de vie ne dépasserait pas quelques années.

A l'heure actuelle, les sociétés savantes et les autorités de Santé de différents pays discutent de l'intérêt du diagnostic précoce du cancer de la prostate par le dosage du PSA.

L'attitude validée à ce jour est en faveur d'un dépistage individuel après discussion avec son Urologue des facteurs de risques existants.

Les **outils de ce dépistage** sont le PSA, l'examen clinique par le toucher prostatique, et les biopsies de prostate.

Il est probable que dans les années à venir d'autres moyens interviendront, comme l'IRM de prostate ou d'autres marqueurs biologiques.

Pour anecdote, plusieurs études ont mis en évidence que des chiens spécialement dressés seraient capable de détecter un cancer de prostate dans l'odeur des urines humaines ; avec une sensibilité très impressionnante (12).

Les examens complémentaires

En cas de confirmation de cancer de prostate aux biopsies, des examens sont parfois demandés, afin de **déterminer précisément l'étendue de la maladie**, c'est le bilan d'extension. Ce bilan apporte des précisions sur la taille et la localisation de la tumeur, sur l'existence de ganglions atteints ou de métastases, le tout résumé par le **stade TNM**.

La question fondamentale à ce stade est : la maladie est-elle seulement localisée à la prostate ou bien s'est–elle déjà répandue ailleurs?

La scintigraphie osseuse est un examen réalisé dans un service de Médecine Nucléaire Elle étudie l'ensemble du squelette à la recherche de métastases osseuses.

Le scanner recherchera une anomalie sur les autres organes, la présence de ganglions anormaux.

L'IRM de prostate réalise un bilan précis, local de l'étendue de la maladie au sein de la prostate et dans son voisinage. Faites vous conseiller un Radiologue habitué à cet examen.

Les traitements du cancer de prostate

○ <u>La chirurgie</u>

La **prostatectomie**, ou ablation complète de la prostate, est le traitement de référence du cancer de prostate localisé.

Cette intervention peut se réaliser de différentes manières : par chirurgie ouverte traditionnelle, par cœlioscopie ou encore par chirurgie robotisée.

Dans les deux derniers cas, la cavité abdominale est remplie de gaz afin de créer un espace permettant à de fins instruments de se déplacer et de travailler avec précision. Ces instruments sont alors rentrés par de petites incisions. La chirurgie robotisée est ces dernières années en plein essor.

Après la prostatectomie, les deux principaux problèmes pouvant être rencontrés sont l'incontinence urinaire (les fuites), et les troubles de l'érection.

La prostate sur le bout des doigts

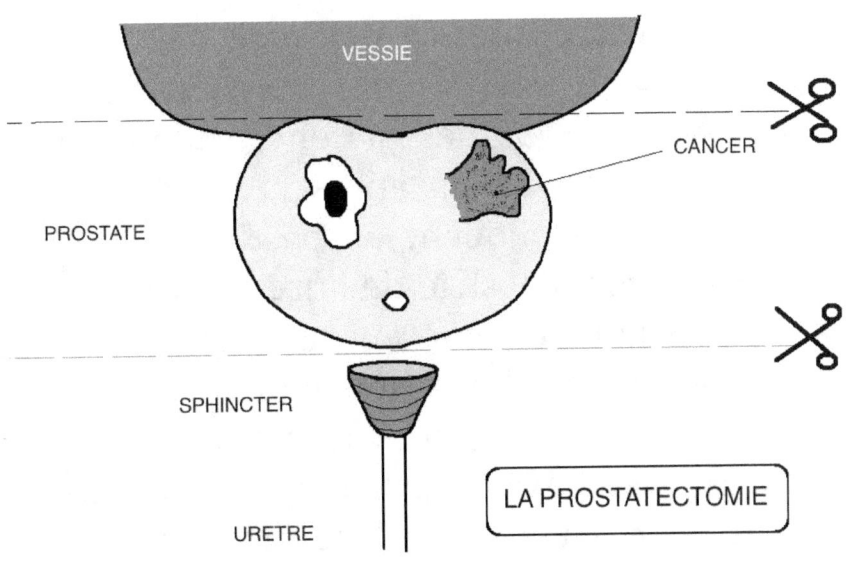

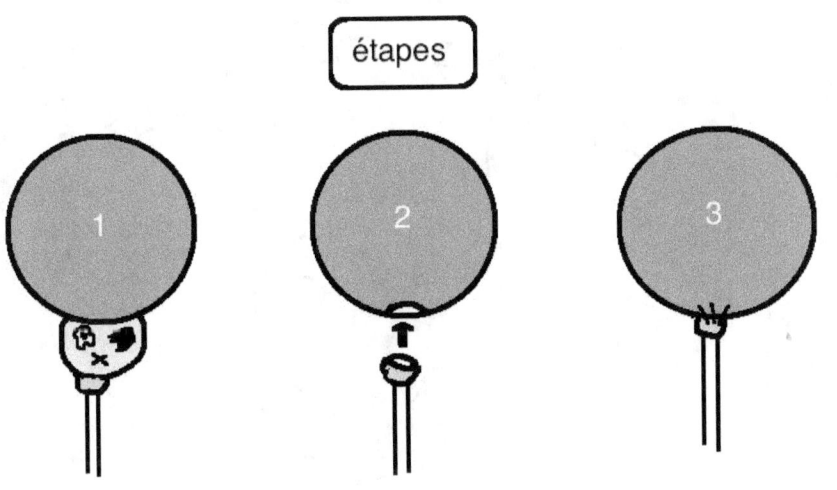

L'incontinence urinaire définitive est peu fréquente. Les études récentes estiment que près de 84% des patients ne portent aucune protection un an après la chirurgie (13). Ces fuites s'expliquent en partie par la proximité du sphincter strié de l'urètre et de la prostate. Ce sphincter joue en quelque sorte le rôle de robinet que l'on ferme pour se retenir d'uriner.

En cas de fuites urinaires persistantes, des solutions existent, y compris des interventions chirurgicales qui permettent une nette amélioration.

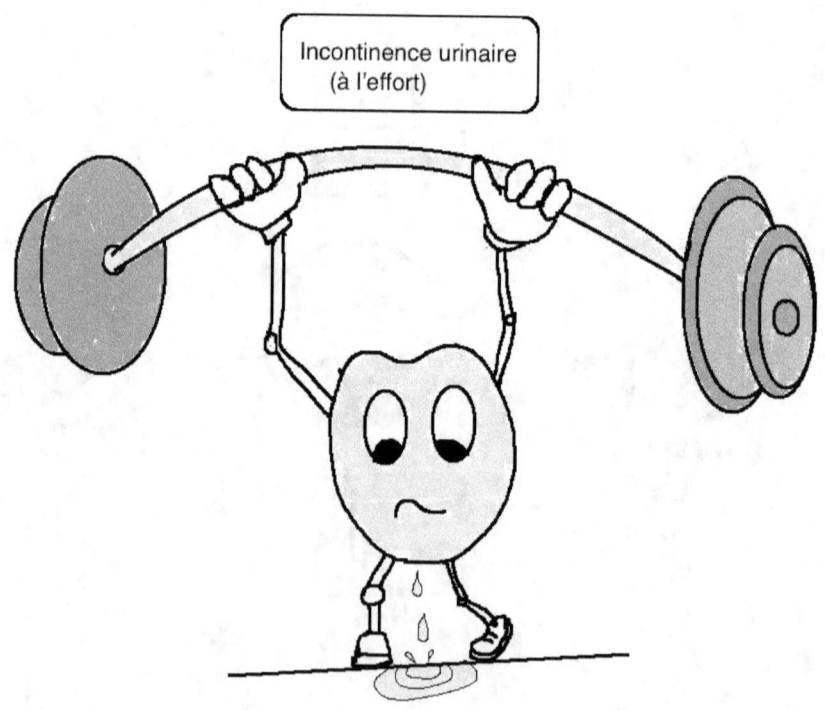

Incontinence urinaire
(à l'effort)

Les **troubles sexuels** après ablation de la prostate sont malheureusement plus fréquents.

D'une part, il n'y a plus d'éjaculation car les vésicules séminales sont retirées au cours de l'intervention.

D'autre part, même si beaucoup verront un retour des érections, on estime qu'environ 25% des patients retrouveront des érections leur permettant des rapports sexuels satisfaisants, de façon naturelle (sans médicaments) (14).

En fonction des caractéristiques du cancer apportées par les différents examens, il est décidé de conserver ou non les nerfs de l'érection lors de l'intervention. Ces nerfs sont collés contre la prostate, et d'une grande fragilité.

La difficulté lorsque il a été décidé de les conserver est de ne pas s'approcher trop près de la zone de prostate atteinte.

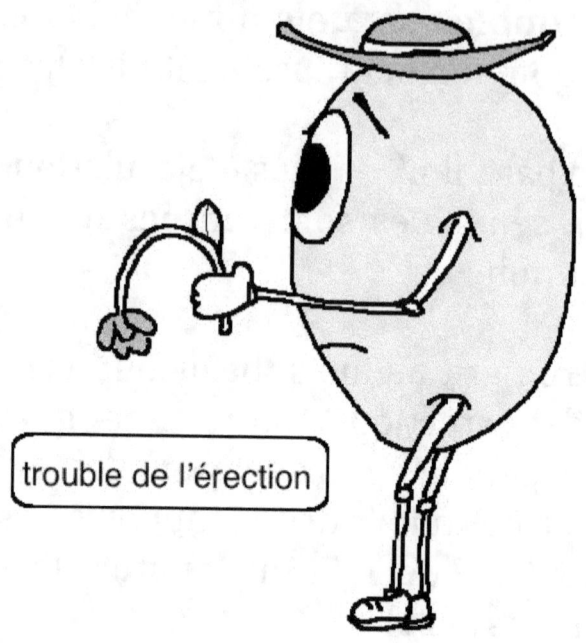

trouble de l'érection

A part cette conservation nerveuse, les résultats sur la capacité à retrouver des érections dépendent de critères pré opératoires comme l'âge, la qualité des érections avant chirurgie, la présence d'autres problèmes de santé associés, mais aussi après traitement de la motivation du couple (15).

o La radiothérapie externe

Une machine contenant une source d'énergie envoie des rayons sur la prostate pour détruire les cellules cancéreuses. La dose de radioactivité à délivrer est « **fractionnée** » afin de ne pas être toxique. Cela suppose donc de nombreuses séances, 4 à 5 par semaine pendant approximativement 6 semaines. Plusieurs protocoles existent pouvant faire varier ces durées.

Les effets secondaires rencontrés sont principalement de l'inflammation de la vessie ou du rectum. Les symptômes sont alors des envies fréquentes, voire urgentes, d'aller faire ses besoins. Ceci peut arriver sur une courte période en cours de traitement, ou de façon plus définitive plusieurs années après. Un saignement dans les urines ou dans les selles peut aussi se voir, plus rarement avec le temps.

Au niveau sexuel, la moitié, voire deux tiers des patients deviendront progressivement impuissants au bout de quelques années (16).

○ La curiethérapie

Ce traitement repose aussi sur la radioactivité, mais cette fois la source d'énergie est interne, dans la prostate.

De petits grains radioactifs sont mis en place dans la prostate, sous anesthésie. Ces grains, aussi appelés **implants**, peuvent être temporaires ou permanents. Dans ce dernier cas, la radioactivité s'épuise avec le temps pour devenir quasi nulle.

La curiethérapie ne peut être réalisée sur de volumineuses prostates ou s'il existe au préalable des troubles urinaires importants, ou encore un antécédent de résection de prostate.

Les effets secondaires sont aussi principalement liés à de l'inflammation ou des saignements de la vessie et du rectum. Il peut persister une irritation vésicale dans 10% des cas.

o ## Les ultrasons

Les ultrasons focalisés de haute intensité est un traitement en cours d'évaluation. Une sonde endo-rectale doit être mise en place au cours du traitement. Pour le moment cette technique est préférentiellement proposée aux patients de plus de 70 ans ou aux patients plus jeunes s'ils présentent d'autres maladies sévères.

Parmi les effets indésirables, une incontinence urinaire est constatée dans près d'un tiers des cas, un rétrécissement de l'urètre ou du col vésical dans 17% des cas.

o ## La cryothérapie

Aussi en cours d'évaluation, plutôt réservée pour de petites prostates. Ce traitement agit par le froid, sous anesthésie. Des troubles de l'érection sont constatés après traitement dans 50 à 90% des cas.

○ L'Hormonothérapie

C'est le **traitement de référence du cancer de prostate métastatique**.

Son utilisation dans les formes localisée de cancer est possible, en association avec la radiothérapie.

Le principe repose sur la **castration**. En effet, l'objectif de ces médicaments est de réduire au plus bas la production de testostérone. Cette hormone est le « carburant » du cancer de prostate, et est produit à 90% par les testicules. Donc soit une intervention retire les testicules ou leur contenu, mais cela est peu réalisé actuellement, ou bien on administre ce traitement.

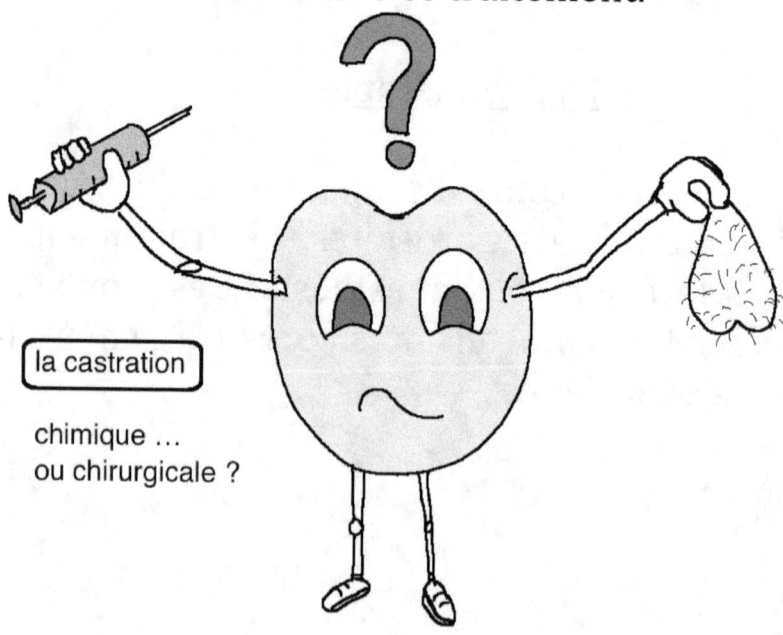

la castration

chimique …
ou chirurgicale ?

L'Hormonothérapie ne pourra donc pas faire disparaître le cancer, mais par contre elle le bloquera.

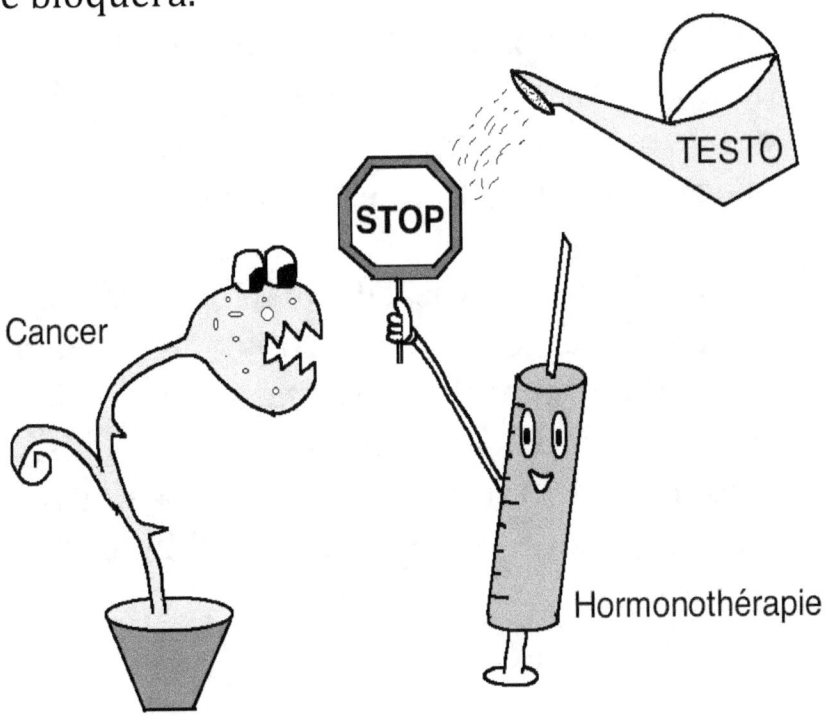

L'hormonothérapie repose principalement sur une injection, soit mensuelle, trimestrielle, ou encore semestrielle, au domicile par une infirmière.

Des comprimés peuvent y être associés, surtout en début de traitement.

Dans l'ensemble, ce traitement est bien supporté.

Les principaux effets indésirables sont les bouffées de chaleur, une baisse de la libido et des érections, une légère prise de poids, éventuellement quelques troubles de l'humeur.

La durée d'efficacité du traitement est limitée dans le temps. La maladie devient au bout d'un temps, très variable, résistante. D'autres médicaments peuvent alors être prescris, soit les « nouvelles » hormonothérapies, soit de la chimiothérapie.

9 – HYGIÈNE DE VIE ET PROSTATE

Voici une liste d'aliments qui seraient susceptibles de jouer un rôle dans la survenue ou la progression d'un cancer de prostate (17) :

Ils diminueraient le risque de cancer de prostate

- soja et ses produits dérivés (isoflavones)
- les choux, brocoli, chou-fleur (iso thiocyanates)
- ail, oignons, échalotes
- vitamine C (poivrons, brocoli, choux, agrumes)
- vitamine K (épinards, brocoli)

Ils augmenteraient le risque de cancer de prostate

- viande rouge (bien cuite)
- produits laitiers (graisses saturées et calcium)
- acides gras poly insaturés oméga 6
- supplémentation vitaminique excessive (vitamine E)

Ils ralentiraient l'évolution du cancer de prostate

- <u>poissons gras</u> (thon, truite, saumon, maquereau, etc) : riche en **oméga 3**
- graines de lin
- vitamine C (**anti oxydant**)
- vitamine E (huile de maïs, de tournesol, de palme) (anti oxydant)
- curcuma
- grenade
- noix
- <u>thé vert</u> (anti oxydant++)
- <u>tomates</u> cuites ou en sauce, pastèque et raisin (**lycopène**)

Concernant la vitamine D ou le Sélénium, contrairement à ce qu'on a souvent pu lire, les études ne semblent pas montrer d'association entre ces produits et le risque de cancer de prostate (18, 19).

Tout est dans la mesure

Paracelse, médecin du XVIème siècle disait « Rien n'est poison, tout est poison: seule la dose fait le poison ».

En voici l'illustration avec ces substances considérées comme protectrices vis à vis du cancer. Un bon exemple est la vitamine E dont les besoins quotidiens sont estimés à 15 mg après 50 ans. On la trouve dans l'huile de tournesol, l'avocat, les noisettes, les amandes, etc... Des études ont montré qu'une dose normale pouvait ralentir l'évolution du cancer de prostate, au contraire des doses élevées apportées par des compléments alimentaires peuvent augmenter le risque de cancer de prostate (20).

Même chose pour les acides gras poly insaturés Oméga 3, ils réduiraient l'évolution du cancer de prostate à doses normales, par contre, apportés en quantité, ils auraient l'effet opposé (21).

L'activité physique

Elle serait associée à une légère diminution du risque de cancer de prostate (22).

L'obésité semble liée à des formes de cancer de prostate plus agressives et avec des taux de PSA plus bas, donc avec moins de chance d'être diagnostiquée.

Le tabac

En plus d'être un important facteur de risque de nombreux cancers (poumons, larynx, reins, vessie, etc..), il augmenterait le risque de récidive chez les patients opérés d'un cancer de prostate (23).

Quelles conclusions ?

Finalement, c'est probablement le régime alimentaire de type **méditerranéen** qui regroupe le plus d'aliments protégeant du risque ou de l'évolution du cancer de prostate.

Par ailleurs, le régime méditerranéen serait associé à une diminution du risque de cancer en général et de maladies coronariennes.

Les pays pratiquant ce régime ont une incidence et une mortalité liées au cancer de prostate plus basse (24).

Le régime méditerranéen

est en effet connu pour être composé de beaucoup de fruits et de légumes, d'huile d'olive, de céréales, de poissons, avec une consommation d'alcool modérée (surtout du vin), une faible consommation de lait et de produits laitiers, ainsi que de viandes (rouge en particulier).

Une autre conclusion à tirer de ces études est d'être méfiant vis à vis de ces **compléments alimentaires** promettant une protection vis à vis du cancer de prostate. Ces produits n'ont en général fait l'objet d'aucune étude.

10 – SEXUALITÉ ET PROSTATE

Le seul véritable rôle reconnu de la prostate est d'effectuer l'éjaculation.

A cette occasion, la prostate et les vésicules séminales se contractent pour chasser le liquide séminal dans le canal de l'urètre, le tout sous commande neurologique.

L'augmentation de volume de la prostate avec l'âge, l'adénome donc, peut perturber le bon fonctionnement de la sexualité via des troubles de l'érection et de l'éjaculation. Une étude a montré que 88% des hommes de 50 à 80 ans avaient des troubles de l'éjaculation (25).

Plus les troubles urinaires sont sévères et plus la fréquence de l'activité sexuelle serait diminuée (26).

Les traitements de l'adénome de prostate, qu'ils soient médicamenteux ou chirurgicaux, peuvent à leur tour entraîner ces même troubles sexuels. Par exemple avec **l'éjaculation rétrograde** qui consiste en l'issue du liquide séminal dans la mauvaise direction, c'est à dire vers la vessie plutôt que vers la sortie. Cela ne présente aucun danger, ni douleur, mais peut être source de frustration chez certains hommes même avertis.

Lors d'une prostatite, l'éjaculation peut être douloureuse, voire colorée rouge/marron car contenant du sang.

Concernant le cancer de prostate, la maladie elle-même en se développant au delà de la prostate peut avoir un impact sur les érections.

Comme nous l'avons vu dans un chapitre précédent, quasiment tous les traitements du cancer de prostate altèrent la sexualité, en dehors même de l'impact psychologique lié à la maladie. Le plus souvent ce sont les nerfs de l'érection accolés à la prostate qui sont lésés.

Un autre mécanisme est la chute de la libido lorsque la testostérone est effondrée lors d'un traitement par hormonothérapie.

Les patients en Surveillance Active auraient une dégradation progressive de leur sexualité au cours des deux premières années, sans liens démontrés avec le nombre de biopsies ou l'anxiété qui elle diminuerait avec le temps (27).

Fort heureusement, de plus en plus de traitement apparaissent pour les troubles de l'érection, sous différentes formes : des comprimés, des gels, des injections à faire dans la verge, sans oublier la pompe à vide (vacuum) et les prothèses de pénis.

Un mot de l'auteur

A l'heure où le web nous offre une source infini mais incontrôlée d'informations, l'objectif ici était d'apporter des réponses simples aux questions des patients en leur fournissant une source fiable, basée sur des recommandations internationales , mais aussi de combattre quelques idées préconçues.

REFERENCES

1- Catalona et al . Mesurement of prostate specific antigen in serum as a screening test for prostatic cancer. New England Journal of Medecine 1991 ; 324 :1156-1161

2- Greene et al. Prostate specific antigen best practice statement : 2009 update. Journal of Urology 2013 ;105 :52-511

3- Andriole et al. Effects of dutasteride on the risk of prostate cancer. New Englan Journal of Medecine 2010 April : 362(13) :1192-202

4- Leibovitch et al. The Vicious Cycling: Bicycling Related Urogenital Disorders . European Urology 47 (2005) 277–287

5- Richie et al. Effect of patient age on early detection of prostate cancer with serum prostate specific antigen and digital rectal examination. Urology 1993 oct 42(4) :365-74

6- B. Van Asseldouk et al. Medical therapy for benigne prostatic hyperplasia : a review. The Canadian Journal of Urology 2015 ;22 :7-17

7- Kristal et al. Race, ethnicity, obesity, health related behaviors and the risk of symptomatic benign prostatic hyperplasia : result from the prostate cancer prevention trial. Journal of Urology 2007 ; 177

8- Habib et al. Not all brands are created equal : a comparison of selected components of different brands of Serenoa repens extract. Prostate Cancer Prostatic Disease 2004 ; 7(3) :195-200

9- Williams et al. A high ratio of dietary n-6/n-3 poly insaturated fat acids is associated with increased risk of prostate cancer. Nutrition Research 2011

10-Binder-Foucard et al. Cancer incidence and mortality in France over the 1980-2012 period: solid tumors. Rev Epidemiol Sante Publique 2014;62(2):95-108

11 - Survie des personnes atteintes de cancer en France métropolitaine, 1989-2013. Partie 1 – Tumeurs solides. Institut de veille sanitaire. 2016

12- Cornu et al. Olfactory detection of prostate cancer by dogs sniffing urine : a step forward in early diagnosis. European Urology. 2011 february ;59 :197-201

13- Ficarra et al. Systematic review and meta analysis of studies reporting urinary incontinence recovery after robot assisted radical prostatectomy. European Urology 2012 ; 62 :405-17

14- Ficarra et al. Systematic review and meta analysis of studies reporting potency rates after robot assisted radical prostatectomy. European Urology 2012 ;62 :418-30

15- Pumeur et al. Long term health related quality of life after primary treatment for localized prostate cancer : results from the CAPSURE registry. European Urology 2014

16- www.e-cancer.fr site de l'institut national du cancer

17- Masko et al. The Relationship Between Nutrition and Prostate Cancer: Is More Always Better? European Uroloy 2013 ;63 :810-820

18- Klein et al. Vitamin E and the risk of prostate cancer: the Selenium and Vitamin E Cancer Prevention Trial (SELECT). JAMA 2011;306:1549–56.

19- Gilbert et al. Associations of circulating and dietary vitamin D with prostate cancer risk: a systematic review and dose-response meta-analysis. Cancer Causes Control 2011;22:319–40.

20- Klein et al. Vitamine E and the risk of prostate cancer : the selenium and vitamine E cancer prevention trial (SELECT). JAMA 2011 ;306 :1549-56

21- Brasky et al. Plasma phospholipid fatty acid and prostate cncer risk. J Natl Cancer Inst 2013;105:1132–41

22- Yu Peng Liu et al. Does physical activity reduce the risk of prostate cancer ? a systematic review and meta analysis. European Urology 2011 ;60 :1120-1124

23- Rieken et al. Association of Cigarette Smoking and Smoking Cessation with Biochemical Recurrence of Prostate Cancer in Patients Treated with Radical Prostatectomy. European Urology 2015 ;68 :949-956

 24- Kenfield et al. Mediterranean diet and prostate cancer risk and mortality in the health professionals follow up study. European Urology 2014 ;65 :887-894

25- Rosen et al. Lower urinary tract symptoms and male sexual dysfunction : te multinational survey of the aging male (MSAM-7). European Urology 2003 ;44 :637-645

26- Colson et al. Conséquences psychologiques et sexuelles de l'hypertrophie bénigne de prostate. Sexologies 2014 ;23 :85-90

27- Pearce et al. A Longitudinal Study of Predictors of Sexual Dysfunction in Men on Active Surveillance for Prostate Cancer. Sexual Medicine 2015;3:156–164

L'AUTEUR :

Le Dr Bertrand Vayleux est Urologue.

Ancien Interne et Chef de Clinique des Hôpitaux

Il exerce dans le Sud Ouest de la France.

www.ingramcontent.com/pod-product-compliance
Lightning Source LLC
Chambersburg PA
CBHW062106280526
45788CB00003B/1360